BEI GRIN MACHT SICH IHR
WISSEN BEZAHLT

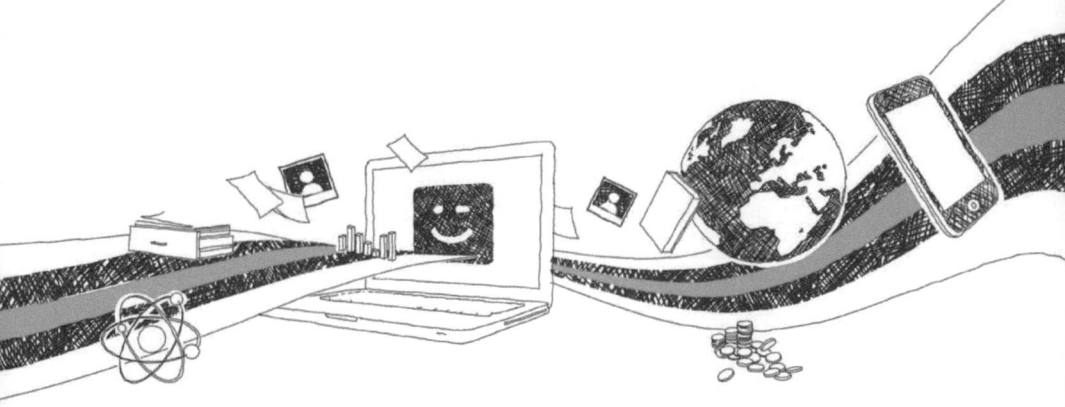

- Wir veröffentlichen Ihre Hausarbeit,
  Bachelor- und Masterarbeit

- Ihr eigenes eBook und Buch -
  weltweit in allen wichtigen Shops

- Verdienen Sie an jedem Verkauf

Jetzt bei www.GRIN.com hochladen
und kostenlos publizieren

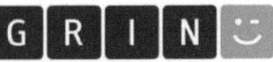

Bibliografische Information der Deutschen Nationalbibliothek:

Die Deutsche Bibliothek verzeichnet diese Publikation in der Deutschen National-
bibliografie; detaillierte bibliografische Daten sind im Internet über http://dnb.d-
nb.de/ abrufbar.

Impressum:

Copyright © 2015 GRIN Verlag, Open Publishing GmbH
Druck und Bindung: Books on Demand GmbH, Norderstedt Germany
ISBN: 978-3-668-06434-8

Dieses Buch bei GRIN:

http://www.grin.com/de/e-book/307989/pflegebeduerftigkeit-feststellen-die-
begutachtung-durch-den-medizinischen

Dimitri Schröder

Pflegebedürftigkeit feststellen. Die Begutachtung durch den Medizinischen Dienst der Krankenkassen

Fallbeispiel im Rahmen einer MDK-Hospitation

GRIN Verlag

GRIN - Your knowledge has value

Der GRIN Verlag publiziert seit 1998 wissenschaftliche Arbeiten von Studenten, Hochschullehrern und anderen Akademikern als eBook und gedrucktes Buch. Die Verlagswebsite www.grin.com ist die ideale Plattform zur Veröffentlichung von Hausarbeiten, Abschlussarbeiten, wissenschaftlichen Aufsätzen, Dissertationen und Fachbüchern.

Besuchen Sie uns im Internet:

http://www.grin.com/

http://www.facebook.com/grincom

http://www.twitter.com/grin_com

Fachhochschule Bielefeld

Fachbereich Wirtschaft und Gesundheit

Lehreinheit Pflege und Gesundheit

H A U S A R B E I T

im Rahmen der Lehrveranstaltung

Pflegebedarf, -diagnostik und -begutachtung

Falldarstellung im Rahmen

der MDK Hospitation

Dimitri Schröder

Wintersemester 2014/15

Datum der Abgabe: 23.03.2015

Inhaltsverzeichnis

Abkürzungsverzeichnis

ADL	Activity of Daily Living
GKV- Spitzenverband	Spitzenverband Bund der Pflegekassen
IADL	Instrumental Activities of Daily Living
MDK	Medizinischer Dienst der Krankenkassen
MDS	Medizinischer Dienst des Spitzenverbandes Bund der Krankenkassen e.V
MDS-HC	Minimum Data Set für die häusliche Versorgung
NANDA	North American Nursing Diagnosis Association
NBA	neues Begutachtungs- Assessment
NIC	Nursing Interventions Classification
NOC	Nursing Outcomes Classification
RAI-HC	Resident Assessment Instrument für die häusliche Pflege
SGB XI	Elftes Buch des Sozialgesetzbuch
VAS	Visuelle Analogskala

1. Einleitung

Sämtliche personenbezogene Bezeichnungen in dieser Arbeit sind als geschlechtsneutral zu verstehen.

Im Rahmen des Moduls Pflegebedarf, -diagnostik, -begutachtung fand eine eintägige Hospitation beim MDK statt. Dabei wurde ein Gutachter des MDK bei 3 Begutachtungen begleitet. Man bekam einen Einblick in die Durchführung einer Begutachtung zur Feststellung der Pflegebedürftigkeit nach SGB XI. Des Weiteren gab es die Möglichkeit sich mit dem Gutachter über Kritikpunkte des jetzigen Begutachtungsverfahrens auszutauschen.

In dieser Arbeit wird eine Begutachtung, die während der Hospitation stattfand, näher dargestellt. Zu Beginn wird der Fall dargestellt und anschließend wird der theoretische Hintergrund aufgezeigt mit der Einordnung in die sozialrechtlich orientierte und pflegewissenschaftliche Diskussion, sowie die Ableitung von 3 NANDA Pflegediagnosen mit den dazugehörigen NIC und NOC. Im Anschluss kommt eine kritische Reflexion der Begutachtung auf Grundlage des theoretischen Hintergrunds und des eigenen professionellen Berufsverständnisses. Im Schlussteil der Hausarbeit werden das Fazit und der Ausblick dargestellt.

2. Falldarstellung

Bei der begutachteten Person handelt es sich um einen 76 Jahre alten Mann. Im März 2014 wurde ein Bronchialkarzinom bei Hr. H. diagnostiziert. Eine operative Behandlung war nicht mehr möglich, Chemo- sowie Strahlentherapie wurden auf Wunsch abgelehnt. Die Diagnose Bronchial-Carcinom mit zunehmender Schwäche wird als pflegebegründende Diagnose angegeben. Nach der Diagnose soll Hr. H. noch mobil gewesen sein, beim fortschreitenden Krankheitsverlauf war er nicht mehr in der Lage selbstständig die Treppen zu steigen. Mit zunehmender Schwäche wurde die Versorgung durch die Ehefrau übernommen. Mit dem Erstantrag auf Leistungen der Pflegeversicherung bei der Pflegekasse vom 06.10.2014 wurde Pflegegeld beantragt. Da aber 5 Tage vor der Begutachtung die Versorgung durch einen ambulanten Pflegedienst notwendig wurde, wurde die beantragte Leistung auf Pflegesachleistung geändert.

Die Begutachtung fand bei Hr. H. zu Hause statt. Die Ehefrau öffnete die Tür. Sie ist 6 Jahre jünger als Hr. H. und ist sehr mobil. Beide erhalten die Rente. Zusammen mit dem ambulanten Pflegedienst übernimmt sie die Pflege von Hr. H. in allen Belangen, sowie auch die komplette Haushaltsführung. Hr. H. wird im Pflegebett liegend angetroffen, indem er den ganzen Tag verbringt und infolgedessen im Bett die komplette stattfindet. Das Pflegebett befindet sich in einem ehemaligen Kinderzimmer im 1. Obergeschoss, da im Dachgeschoss, indem sich das Schlafzimmer der Eheleute befindet, kein Platz für das Pflegebett vorhanden ist. Im 1. Obergeschoss befindet sich nur das Kinderzimmer, somit besteht keine Möglichkeit für Hr. H. Bad- bzw. Waschmöglichkeiten zu erreichen. Im Erdgeschoss befinden sich ein großes Wohnzimmer, ein Badezimmer mit Dusche und Waschbecken und ein Arbeitsraum.

Hr. H. ist zur Zeit der Begutachtung zu allen Qualitäten ausreichend orientiert. Laut der Ehefrau kommt es aber im Tagesverlauf zu Gedächtnislücken und Verwirrtheitszuständen mit vereinzelten aggressiven Abwehrhandlungen. Während der Begutachtung wurde keine Einschränkung in der Alltagskompetenz festgestellt.

Hr. H. zeigte einen ausreichend festen Händedruck. Der Nackengriff und Schürzengriff beidseits durchführbar. Mobilisation im Bett ist uneingeschränkt, sodass eine Lagerung durch andere Personen nicht notwendig ist. Da die Ehefrau Angst davor hat das Hr. H. stürzen könnte, war er eine lange Zeit nicht mehr außerhalb des Bettes und auch durch den Pflegedienst wurde Hr. H. nicht mobilisiert.

Hr. H. ist Harn- sowie Stuhlinkontinent und trägt eine Inkontinenzschutzhose. Da die Ehefrau mit dem Wechsel der Schutzhose überfordert ist, wird dies komplett durch den Pflegedienst übernommen. In dem Zimmer steht ein Toilettenstuhl, aber dieser wird nicht mehr benutzt. Der Pflegedienst kommt dreimal täglich zur Versorgung. Morgens um ca. 8:00 Uhr zur morgendlichen Grundpflege, um ca. 10:00 Uhr zur Kontrolle der Inkontinenzschutzhose und um ca. 20:00 Uhr zur Abendpflege Die Ganzkörperwäsche wird komplett durch den Pflegedienst übernommen, sowie auch die Zahnpflege, das Kämmen und Rasieren.

Die Zubereitung der Nahrung wird vollständig von der Ehefrau übernommen. Bei der Nahrungsaufnahme benötigt Hr. H. viel Motivation und Zeit, sowie auch Anleitung. Der Ernährungszustand ist untergewichtig (176 cm/ 61,3kg), der Appetit ist sehr wechselhaft. Das Durstgefühl ist nur mäßig, bei maximaler Trinkmenge von einem Liter täglich.

Die Ehefrau wirkt während des Gesprächs mit der ganzen Situation überfordert. Sie hat während des Gesprächs Tränen in den Augen und wirkt ängstlich, etwas Falsches zu sagen. Seitdem Hr. H. pflegebedürftig ist, verlässt Sie kaum das Haus. Sie hat kaum noch soziale Kontakte und kann auch nicht mehr ihren Hobbys nachgehen. Des Weiteren weiß sie auch nicht wie sie ihren Ehemann pflegen soll, besonders mit dem Wechsel der Schutzhose hat sie Schwierigkeiten.

3. Theoretischer Hintergrund

3.1 Einordnung in die sozialrechtliche orientierte Diskussion

„Die zentrale Aufgabe des Medizinischen Dienstes im Rahmen des SGB XI ist die Feststellung der Pflegebedürftigkeit" (Medizinischer Dienst des Spitzenverbandes Bund der Krankenkassen e.V. (MDS), 2009, S.14). Zur Feststellung der Pflegebedürftigkeit wird eine Begutachtung mit einem standardisierten Formulargutachten durchgeführt. Dabei ist der Zeitaufwand für den Hilfebedarf entscheidend für die Feststellung der Pflegebedürftigkeit und die Zuordnung zu einer Pflegestufe (I, II, III). Für die Erfüllung der jeweiligen Stufe müssen bestimmte Voraussetzungen erfüllt sein und es wird ein bestimmter Zeitaufwand für den Hilfebedarf benötigt (vgl. Sozialgesetzbuch (SGB XI), 1994, §15). „Das SGB XI definiert in § 14 Abs. 4 die Verrichtungen des täglichen Lebens, die bei der Feststellung der Pflegebedürftigkeit zu berücksichtigen sind" (Medizinischer Dienst des Spitzenverbandes Bund der Krankenkassen e.V. (MDS), 2009, S.65). Sie werden in die 4 Bereiche Körperpflege, Ernährung, Mobilität und hauswirtschaftliche Versorgung unterteilt (vgl. ebd., 2009, S.65).

Bei Hr. H. liegt die Summe des Zeitaufwands in dem Bereich Körperpflege bei 65 Minuten, die Form der Hilfe ist zum überwiegenden Teil die vollständige Übernahme. Der Zeitaufwand im Bereich Ernährung beträgt 12 Minuten. Da Hr. H. sich nur im Bett aufhält und nicht mobil ist, beträgt der Zeitaufwand im Bereich der Mobilität nur 4 Minuten. Für die meisten Verrichtungen in diesem Bereich sind keine Zeitwerte angegeben. Nur für die Verrichtungen Ankleiden Gesamt (3 Minuten) und Entkleiden Gesamt (1 Minute). Diese Zeitwerte sind so gering angegeben, da Hr. H. nur ein Schlafanzugsoberteil an hat und dieses schnell an- und ausgezogen ist. Die Ehefrau übernimmt alle Verrichtungen im dem Bereich hauswirtschaftliche Versorgung, somit liegt hier der tägliche Zeitaufwand bei 60 Minuten.

Eine erhebliche Pflegebedürftigkeit (Pflegestufe I) im Sinne des SGB XI liegt vor, da folgende Voraussetzungen erfüllt werden: „Personen, die bei der Körperpflege, der Ernährung oder der Mobilität für wenigstens zwei Verrichtungen aus einem oder mehreren Bereichen mindestens einmal täglich der Hilfe bedürfen und zusätzlich mehrfach in der Woche Hilfen bei der hauswirtschaftlichen Versorgung benötigen" (Sozialgesetzbuch (SGB XI), 1994, §15). Insgesamt liegt der gutachterlich festgelegte Zeitaufwand bei 141 Minuten täglich, für die Grundpflege bei 81 Minuten und für die hauswirtschaftliche Versorgung bei 60 Minuten. Somit wird auch der Zeitaufwand für die Pflegestufe I erfüllt, mindestens 90 Minuten, wobei für die Grundpflege mehr als 45 Minuten entfallen müssen (vgl. ebd., 1994, §15).

3.2 Einordnung in die pflegewissenschaftliche Diskussion

„Bei den Leistungsdaten der sozialen Pflegeversicherung handelt es sich nicht um mit wissenschaftlichen Methoden erhobene empirische Daten, die die soziale Wirklichkeit der Pflegebedürftigen abbilden, sondern um Angaben über das Ergebnis eines sozialrechtlich begründeten Begutachtungsverfahrens und den Ausgang von Verwaltungsakten der Pflegekassen" (Simon, 2004, S.227). Des Weiteren kommt hinzu, dass die Definition von Pflegebedürftigkeit im SGB XI keinem in der Pflegewissenschaft diskutierten Pflegemodelle folgt (vgl. Buchmann & Hirschkorn, 2014, S.14). „Darüber hinaus stellt sich die Frage, inwieweit die definitorisch festgelegten Zeitgrenzen zur Abgrenzung der Pflegestufen untereinander in medizinischer oder pflegefachlicher Hinsicht tatsächlich geeignet sind, den Pflegebedarf richtig abzubilden" (Simon, 2004, S.221). Der individuelle Pflegebedarf ergibt sich auf Basis der Pflegebedürftigkeit, der Fähigkeiten (Ressourcen), der Umweltbedingungen und den Pflegezielen mit den erforderlichen Maßnahmen (vgl. Pschyrembel Premium Online, o.J., o.S.). Nach dieser Definition kann der Pflegebedarf mit dem Begutachtungsverfahrens des MDKs nicht abgebildet werden. Um den Pflegebedarf zu ermitteln, müssen zu Beginn Informationen gesammelt werden und aufgrund der Informationen Probleme identifiziert bzw. Pflegediagnosen aufgestellt werden.

Durch die Informationen aus dem Gutachten von Hr. H. konnten sehr viele Pflegediagnosen ermittelt werden, es handelt sich aber überwiegend um Verdachtsdiagnosen, da für eine adäquate Diagnosefindung deutlich mehr Informationen benötigt werden. Zum Einem liegt auch die Problematik darin, dass die

Begutachtung zu einem einzigen Zeitpunkt stattfindet. Durch ein Kontakt zu mehreren Zeitpunkten wäre es möglich fehlende Informationen einzuholen und mit dem Patienten die bisherigen Hypothesen bzw. Pflegediagnosen zu besprechen.

Mit den Informationen aus dem Formulargutachten und von Mitschriften, die während der Begutachtung angefertigt wurden, wurde das Minimum Data Set für die häusliche Versorgung/ Pflege (MDS-HC) aus dem Resident Assessment Instrument für die häusliche Pflege (RAI-HC) ausgefüllt. Das RAI-HC ist „ein Instrument zur Durchführung einer umfassenden und standardisierten Evaluation der Bedürfnisse, Stärken, Probleme und Vorlieben von älteren und alten Klienten häuslicher Dienste" (Garms-Homolova, 2002 S.12). Es besteht aus dem MDS-HC, dieses weist auf Punkte/ Bereiche der zusätzlichen Evaluation und Risikoeinschätzung hin, und Abklärungshilfen zur weitergehenden Beurteilung (vgl. ebd., 2002 S.12). Dadurch konnten die vorhandenen Daten analysiert, synthetisiert und prioritäre Bereiche festgelegt werden. Zur Ableitung der Pflegediagnosen wurde das Handbuch „Pflegediagnosen und Pflegemaßnahmen" genutzt. In diesem Handbuch werden Diagnosen nach verschiedene Pflegemodellen oder auch Assessmentinstrumenten gegliedert, wie auch nachdem RAI-HC (vgl. Doenges, Moorhouse & Murr, 2014, S.997ff.). Zudem jeweiligen Bereich des RAI-HC sind bestimmte NANDA Pflegediagnosen genannt. Aus diesen Pflegediagnosen wurden die Prioritären ausgewählt. In diesem Schritt des pflegediagnostischen Prozesses zeigt sich auch, dass zusätzliche Informationen fehlen um die Hypothesen zu überprüfen und diese zu verifizieren oder falsifizieren. Es ist daran zu begründen, da nur ein Initial Assessment durchgeführt wurde. Indem pflegediagnostischen Prozesses müssten nun Fokus Assessments durchgeführt werden, um die spezifischen Probleme zu beurteilen. „Zur objektiven Erfassung des Allgemeinzustands wird die Verwendung von Instrumenten des Geriatrischen Assessment empfohlen" (Wolf et al., 2012, o.S.). Zu folgenden Bereichen sollten Assessments aus dem geriatrischen Assessment durchgeführt werden:

- Selbstständigkeit: ADL-Barthel-Index, bei weniger als 80 Punkten IADL Lawton/ Brody
- Mobilität: Tinetti
- Kognition: Mini-Mental State Examination und Uhrentest
- Ernährung: Mini-Nutritional Assessment

(vgl. ebd., 2012, o.S.)

Da Hr. H. medikamentös gut eingestellt ist, zeigt sich zur Zeit der Begutachtung keine Schmerzsymptomatik. Während des Weiteren Krankheitsverlaufs ist aber davon auszugehen, dass die Schmerzen zunehmen werden und dementsprechend ist es empfehlenswert im Verlauf in regelmäßigen Abständen die Schmerzen mit einer Schmerzskala, wie die VAS, einschätzen zu lassen.

Die Bewegungsübungen die während der Begutachtung durchgeführt werden, sind keine aus der Pflegewissenschaft anerkannten Assessments und die Ergebnisse solcher oder vergleichbarer Bewegungsübungen lassen keine validen Schlussfolgerungen auf tatsächlich vorhandene Ressourcen zu (vgl. Buchmann & Hirschkorn, 2014, S.85).

3.3 Ableitung von Pflegediagnosen

In diesem Abschnitt werden die drei prioritären NANDA Pflegediagnosen und die dazu gehörigen NIC und NOC abgebildet.

1. Verschlechterung des Allgemeinzustands

Beeinflussende Faktoren:

- schwere Krankheit/ degenerative Erkrankung
- Altersprozess

Bestimmende Merkmale:

- unzureichende Nahrungs- und Flüssigkeitsaufnahme
- isst und trinkt nur geringe Mengen
- unbeabsichtigter Gewichtsverlust
- physische Verschlechterung (Stuhl- und Urininkontinenz, beeinträchtigte körperliche Mobilität)
- reduzierte Teilnahme an den Aktivitäten des tgl. Lebens
- Selbstversorgungsdefizit

NIC: Stimmungsmanagement

NOC: Lebenswille

(vgl. Doenges et al., 2014, S.874ff.)

2. Rollenüberlastung der pflegenden Bezugsperson

Beeinflussende Faktoren:

- Gesundheitszustand des Pflegeempfängers:
  - Schwere der Krankheit
  - Steigender Pflegebedarf
  - Abhängigkeit

- Pflegeaktivitäten:
    - Menge der Aktivitäten
    - Verantwortung für die 24-Std.-Versorgung
- Sozioökonomisch:
    - Isolation von anderen
    - Ungenügende Erholung
- Ressourcen:
    - Ungeeignete Umgebung zur Erbringung der Pflege
    - Unerfahrenheit in der Pflege
    - Wissensdefizit über öffentliche Ressourcen

Bestimmende Merkmale:

- Gesundheitszustand der Pflegeperson:
    - Depressive Verstimmung
    - Fehlende Zeit, persönliche Bedürfnisse zu befriedigen
    - Veränderung der Freizeitaktivitäten
- Pflegeaufwand:
    - Schwierigkeit, die erforderlichen Aufgaben durchzuführen

NIC: Unterstützung pflegender Angehöriger

NOC: Beständigkeit des pflegenden Angehörigen

(vgl. ebd., 2014, S.614ff.)

3. Beschäftigungsdefizit

Beeinflussende Faktoren:

- Umgebungsbedingter Mangel an Beschäftigungsmöglichkeiten
- Körperliche Einschränkungen, Bettlägerigkeit, Ortsfixierung

Bestimmende Merkmale:

- Gewohnte Hobbys können nicht durchgeführt werden
- Veränderte Fähigkeiten/ körperliche Einschränkungen
- Fehlendes Interesse an Essen, Gewichtsverlust

NIC: Freizeittherapie

NOC: Freizeitgestaltung

(vgl. ebd., 2014, S.143ff.)

4. Kritische Reflexion

Ein wichtiger Kritikpunkt am bisherigen Pflegebedürftigkeitsbegriff ist, dass nicht der Grad der Hilfebedürftigkeit über die Einstufung entscheidet, sondern der verrichtungsbezogene Zeitaufwand und dieser eher subjektiv beurteilt wird, auch wenn Zeitkorridore für definierte pflegerische Verrichtungen vorliegen (vgl. Simon, 2004, S.221). Es kann aus dem „Formulargutachten im Regelfall nicht entnommen werden, wie und auf welche Weise die Gutachter der MDK den zeitlichen Hilfebedarf ermittelt haben" (Buchmann & Hirschkorn, 2014, S.58). Besonders der verrichtungsbezogener Zeitbezug lässt sich an dem vorgestellten Fall aufzeigen. Im Formulargutachten unter Punkt 4.3 Mobilität sind die Verrichtungen Aufstehen/ Zu-Bett-Gehen, Umlagern, Ankleiden Ober-/Unterkörper, Entkleiden Ober-/Unterkörper, Gehen, Stehen (Transfer), Treppensteigen, Verlassen/ Wiederaufsuchen der Wohnung/ Pflegeeinrichtung aufgelistet. Da Hr. H. nur im Bett liegt und diesen Verrichtungen nicht nachgehen kann, erhält er für alle oben beschriebenen Verrichtungen keine Minute für den Pflegeaufwand. Würde Hr. H. nun auf einen Rollstuhl mobilisiert und evtl. noch Gehübungen mit dem ambulanten Pflegedienst durchführen, dann würden einige Minuten hinzukommen. Diese Problematik zeigt sich auch in den anderen Bereichen. Bei mehr aktivierender Pflege, wie es auch von der Begutachtungsrichtlinie gefordert wird (vgl. Medizinischer Dienst des Spitzenverbandes Bund der Krankenkassen e.V. (MDS), 2009, S.13) und auch die „Pflegewissenschaft verfolgt das Prinzip der aktivierenden Pflege, woraus sich ein tendenziell höherer Hilfebedarf" ableiten würde (Buchmann & Hirschkorn, 2014, S.16). Im neuen Begutachtungs- Assessment (NBA) würde Hr. H. unter dem Modul Mobilität dem höchsten Punktebereich zugeordnet werden, denn im NBA wird der Grad der Selbstständigkeit erfasst und nicht der verrichtungsbezogene Zeitaufwand.

Weitere Kritikpunkte sind, dass der notwendige Hilfebedarf auf alltägliche Verrichtungen als Folge somatischer Erkrankungen beschränkt wird und die ungleiche Behandlung der Folgen somatischer Erkrankungen und kognitiver Einschränkungen, geistiger Behinderungen und psychischer Erkrankungen als Ursachen von Pflegebedürftigkeit (vgl. ebd., 2014, S.180).

Des Weiteren ist kritisch zu sehen, dass unter Punkt 6 des Formulargutachtens keine Empfehlungen an die Pflegekasse gegeben bzw. kein individueller Hilfsplan erstellt wurde. „Dabei ist die Erarbeitung eines jeweils individuellen Pflegeplans nach § 18

Abs. 6 SGB XI verpflichtend, der im Rahmen des Formulargutachtens ebenfalls empfehlenden Charakter für die Pflegekassen hat" (ebd., 2014, S.47). Die Pflegesituation könnte nach der Meinung des Autors deutlich verbessert werden. Als erstes wäre es zu empfehlen, dass Pflegebett in das Erdgeschoss in das Arbeitszimmer zu stellen. Der Vorteil ist, dass deutlich mehr Platz als im Kinderzimmer ist, es befindet sich ein Badezimmer im Erdgeschoss und man kann mit dem Rollstuhl alle Zimmer erreichen kann, da diese Barrierefrei und ausreichend groß sind. Hr. H. könnte so in einem Pflegestuhl oder Rollstuhl mobilisiert werden und somit die Nahrung im Sitzen zu sich nehmen, sich selbstständig vor dem Waschbecken die Zähne putzen, Hände/ Gesicht waschen und sich rasieren. Ein weiterer wichtiger Punkt ist, dass er andere Reize wahrnimmt, außer die aus seinem Bett und es gäbe verschiedene Beschäftigungsmöglichkeiten. Eine weitere Problematik ist, dass zu dem jetzige Zimmer indem das Pflegebett steht nur eine schmale und steile Treppe hochführt. Bei einem Notfall wäre es sehr zeitaufwendig und schwierig Hr. H. nach unter zu transportieren. Laut der Ehefrau müsste schon die Feuerwehr kommen. Wenn das Pflegebett im Erdgeschoss stehen würde, gäbe es immer die Möglichkeit des unproblematischen Transportes durch die Haustür. Für den Autor rückt die Verbesserung der aktuellen Lebensqualität in den Vordergrund, es ist relevant, dass die verbleibende Lebenszeit so angenehm wie möglich gestaltet wird und Hr. H. und seiner Ehefrau jede denkbare Hilfestellung zu geben. Besonders die Ehefrau benötigt aufgrund der Überlastung mit der Pflegesituation Hilfestellung und Unterstützung. Dies ist zum Teil durch den Pflegedienst gegeben, aber „ein weiteres erklärtes Ziel ist die Stärkung der Kompetenz und der Motivation pflegender Angehöriger durch Beratung (§ 7 SGB XI), die bei Bezug von Pflegegeld abzurufenden Beratungseinsätze (§ 37 Abs. 3 SGB XI) und Durchführung von Pflegekursen (§ 45 SGB XI)" (Medizinischer Dienst des Spitzenverbandes Bund der Krankenkassen e.V. (MDS), 2009, S.13). Während der Begutachtung wurden keine Information bezüglich Hilfsangeboten erwähnt, wie z.B. Kurzzeitpflege, Zusätzliche Betreuungsleistungen, Pflegekurse oder Pflegeberatung (vgl. ebd., 2009, S.13). Des Weiteren sollten die Uhrzeiten des Pflegedienstes anders gestaffelt sein, da der Zeitraum von 8:00-10:00 Uhr sehr kurz ist und der Zeitraum von 10:00-20:00 Uhr sehr lang ist.

5. Fazit und Ausblick

Durch die Hospitation konnte man einen sehr guten Eindruck über die Arbeit eines Begutachters des MDK erhalten. Es gab dadurch die Möglichkeit sich mit dem Gutachter auszutauschen und offene Fragen zu klären. Durch die Hospitation wurden die Kritikpunkte am Pflegebedürftigkeitsbegriff, sowie auch am Begutachtungserfahren deutlich, da es nicht nur beim Theoretischen belassen wurde, sondern man Einblick in die reale Praxis bekommen konnte.

Es zeigt sich, dass der Pflegebedürftigkeitsbegriff nach SGB XI Pflegewissenschaftlich nicht begründbar ist und es nicht möglich ist aus dem Gutachten den individuellen Pflegebedarf abzuleiten. Des Weiteren ist es zum Teil vom Begutachter abhängig, welchen Zeitaufwand jemand für eine Verrichtung erhält und er hat die Pflicht einen individuellen Pflegeplan aufzustellen. Insgesamt zeigt sich, dass der jetzige Pflegebedürftigkeitsbegriff und das Begutachtungsverfahren nicht mehr dem heutigen Verständnis standhalten.

Seit 01. Januar 2013 ist das Pflege-Neuausrichtungs-Gesetz in Kraft getreten. Es „wurden insbesondere die Leistungen für demenziell Erkrankte in der ambulanten Versorgung deutlich erhöht sowie die Wahl- und Gestaltungsmöglichkeiten für Pflegebedürftige mit ihren Angehörigen ausgeweitet" (Bundesministerium für Gesundheit, 2014, o.S.). Durch zwei Pflegestärkungsgesetze soll die pflegerische Versorgung deutlich verbessert werden. „Durch das erste Pflegestärkungsgesetz wurden bereits seit dem 1. Januar 2015 die Leistungen für Pflegebedürftige und ihre Angehörigen spürbar ausgeweitet und die Zahl der zusätzlichen Betreuungskräfte in stationären Pflegeeinrichtungen erhöht" (Bundesministerium für Gesundheit, 2015, o.S.). Durch das zweite Pflegestärkungsgesetz soll noch in dieser Wahlperiode der neue Pflegebedürftigkeitsbegriff und das neue Begutachtungs- Assessment eingeführt werden (vgl. ebd., 2015, o.S.). Die Einstufung erfolgt in 5 Pflegegraden, die für alle Pflegebedürftigen unabhängig von der Art ihrer Beeinträchtigung gleichermaßen gelten und für die Einstufung wird der Grad der Selbstständigkeit erfasst. Das neue Begutachtungs-Assessment schließt alle pflegerelevanten Bereiche des täglichen Lebens ein, es werden umfassende Informationen erfasst, für eine verbesserte Unterstützung der Pflegeplanung und eine verbesserte Erhebung präventions-und rehabilitationsrelevanter Aspekte.

Mit Hilfe des Handbuches „Das neue Begutachtungsinstrument zur Feststellung von Pflegebedürftigkeit" (2011) des GKV Spitzenverbands wurde für Hr. H. mit dem neuen Begutachtungs- Assessment (Version 1.0) der Pflegegrad berechnet. Nach dem NBA hätte Hr. H. mit 60 Punkten den Pflegegrad 3. Dies zeigt, dass der Pflegebedarf mit dem NBA höher eingestuft wird als mit dem jetzigen Begutachtungsverfahren.

Mit dem Pflege-Neuausrichtungs-Gesetz und dem ersten Pflegestärkungsgesetz wurden bereits erste Schritte in Richtung einer angemessenen pflegerischen Versorgung gemacht. Mit dem zweiten Pflegestärkungsgesetz, insbesondere mit der Einführung des neuen Pflegebedürftigkeitsbegriffes und des neuen Begutachtungs-Assessments, wird ein weiterer großer Schritt zur Verbesserung der Pflegesituation für Pflegebedürftige, pflegende Angehörige und Pflegekräfte gesetzt.

Literaturverzeichnis

Buchmann, K. & Hirschkorn, F. (2014). *Pflegestufen – beurteilen und widersprechen*. Berlin: Springer-Verlag.

Bundesministerium für Gesundheit. (2014). *Pflege-Neuausrichtungs-Gesetz (PNG)*. Abgerufen am 18.03.2014 von http://www.bmg.bund.de/glossarbegriffe/p-q/pflege-neuausrichtungs-gesetz.html

Bundesministerium für Gesundheit. (2015). *Das Erste Pflegestärkungsgesetz*. Abgerufen am 18.03.2014 von http://www.bmg.bund.de/themen/pflege/pflegestaerkungsgesetze/pflegestaerkungsgesetz-i.html

Doenges, M. E., Moorhouse, M. F. & Murr A. C. (2014). *Pflegediagnosen und Maßnahmen* (5., überarbeitete und erweiterte Auflage). Bern: Huber.

Garms-Homolova, V. (2002). *Assessment für die häusliche Versorgung und Pflege. Resident Assessment Instrument - Horne Care (RAi HC 2.0)*. Bern: Hans Huber.

Medizinischer Dienst des Spitzenverbandes Bund der Krankenkassen e.V. (MDS). (Hrsg.). (2009). *Richtlinien des GKV-Spitzenverbandes zur Begutachtung von Pflegebedürftigkeit nach dem XI. Buch des Sozialgesetzbuches*. Essen:o.V.

Pschyrembel Premium Online. (o.J.). *Pflegebedarf*. Abgerufen am 13.03.2014 von http://www.degruyter.com/view/pflege/9798153?rskey=x8yF92&result=1&dbq_0=Pflegebedarf&dbf_0=psy-fulltext&dbt_0=fulltext&o_0=AND&searchwithindbid_1=PSCHYKW&searchwithindbid_2=natur-online&searchwithindbid_3=sozmed-online&searchwithindbid_4=tw-online&searchwithindbid_5=hunnius-online&searchwithindbid_6=pflege-online&searchwithindbid_7=ppp-online

Simon , M. (2004). Die Begutachtung im Rahmen der sozialen Pflegeversicherung. *Journal of Public Health, 12*(3), 218–228.

Sozialgesetzbuch. (2014). *Elftes Buch (XI). §15 Stufen der Pflegebedürftigkeit*. Abgerufen am 13.03.2014 von http://www.sozialgesetzbuch-sgb.de/sgbxi/15.html

Wingenfeld, K., Büscher, A. & Gansweid, B. (2011). *Schriftenreihe Modellprogramm zur Weiterentwicklung der Pflegeversicherung Band 2. Das neue Begutachtungsinstrument zur Feststellung von Pflegebedürftigkeit*. Berlin: o.V.

Wolf, M., Eberhardt, W., Früh, M., Gautschi, O., Griesinger, F., Hilbe, W., Hoffmann, H., Huber, R.M., Pirker, R., Pöttgen, C., Stöhlmacher-Williams, J.,Thomas, M., Ukena, D. & Wörmann, B. J. (2012). *Lungenkarzinom, kleinzellig (SCLC)*. Abgerufen am 13.03.2014 von https://www.dgho onkopedia.de/de/onkopedia/leitlinien/lungenkarzinom-kleinzellig-sclc

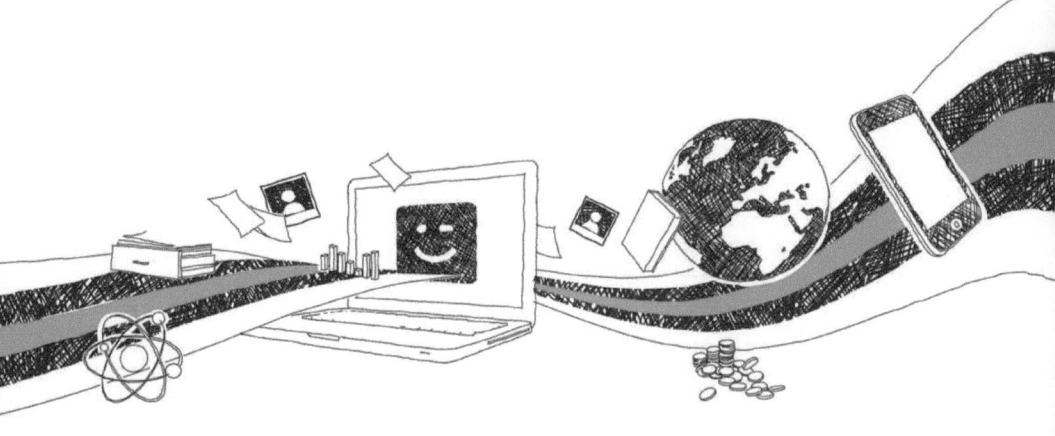
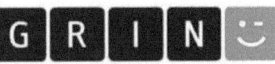